DE L'ÉTUDE

DE LA FOLIE

TRAVAUX DU MÊME AUTEUR :

Quelques questions de philosophie médicale, Montpellier, 1853 ; in–4° (Thèse de Médecine.)

De medicinæ ortu apud Græcos progressuque per philosophiam. Paris; Durand,
1855; in-8° de 140 pages.

Essai sur l'ouvrage de J. Huarte : Examen des aptitudes diverses pour les sciences
(*Exámen de ingenios para las ciencias*). Paris; Auguste Durand, libraire, 1855, 1 vol.
in-8° de 328 pages.

Étude médico-psychologique sur l'Histoire de Don Quichotte, par Morejon, traduite
et annotée par J.-M. Guardia. Paris, J. B. Baillière et fils, 1858 ; in-8°.   1 fr.

Pour paraître prochainement :

Philosophes et libres penseurs espagnols.

Fray Luys de Léon, étude biographique et littéraire, suivie de la traduction des poésies
originales.

Paris. — Imprimerie P.-A. BOURDIER et C°, rue Mazarine 30.

DE L'ÉTUDE

DE

LA FOLIE

PAR

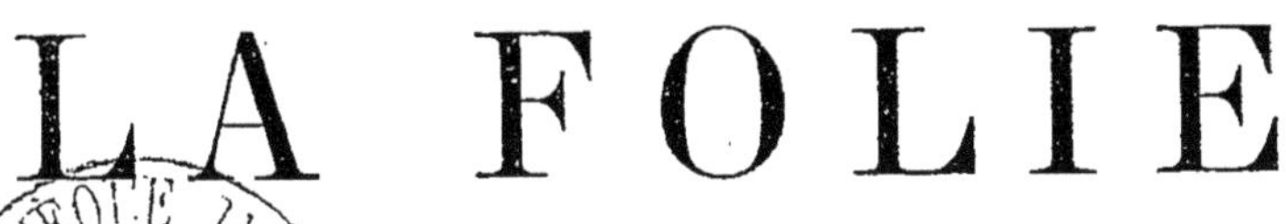

LE DR J.-M. GUARDIA

PARIS

J. B. BAILLIÈRE ET FILS,

LIBRAIRES DE L'ACADÉMIE IMPÉRIALE DE MÉDECINE,

rue Hautefeuille, 19

LONDRES, | NEW-YORK,

HIPP. BAILLIÈRE, 219, REGENT-STREET. | BAILLIÈRE, BROTHERS, 440, BROADWAY,

MADRID, C. BAILLY-BAILLIÈRE, CALLE DEL PRINCIPE, 11.

1861

AU LECTEUR

Cet écrit devait paraître dans un recueil périodique. Des circonstances imprévues, sans intérêt pour le public, ont obligé l'auteur d'adopter un autre mode de publication qui permît à sa pensée de se produire librement, sans engager la responsabilité d'autrui. Puissent ceux qui liront ce travail y trouver de l'intérêt et quelques vérités utiles.

J.-M. G.

19 mars 1861.

DE L'ÉTUDE DE LA FOLIE

Si l'enseignement supérieur était dans un état florissant, le mieux viendrait de lui-même comme une conséquence du bien, et toutes les réformes se borneraient à introduire des modifications opportunes, c'est-à-dire des améliorations. De cette élaboration féconde naîtrait naturellement le progrès, l'évolution s'opérant sans secousses et de manière à combler d'aise le plus pacifique optimiste. Il serait à désirer que les choses allassent ainsi, mais elles vont présentement de tout autre façon; et si ceux qui conservent la moindre illusion à ce sujet prenaient la peine d'ouvrir les yeux et d'y regarder de près, je m'assure que leur confiance placide céderait à une inquiétude trop légitime. Les hautes études languissent en France, elles se meurent, et rien n'annonce pour un temps prochain le retour de la vie et des forces [1]. Ceux-là ne conviendront point de cette décadence qui en vivent et s'y complaisent, non plus que tous ces amis de l'ordre régulier et de la hiérarchie administrative qui ne se lassent point d'admirer les plus singulières applications de la mécanique aux choses de l'intelligence.

Certes, la grande machine est belle à voir avec ses roues et ses engrenages; mais considérez tant soit peu les produits qu'elle fabrique, et vous conviendrez avec moi que la routine seule peut inspirer la vénération du système.

Aussi les dévots ne manquent-ils point, et leur ferveur est comme leur foi. Nous entendons tous les jours des antiennes à la louange de l'École normale et de ses gloires, et chaque jour recommence le panégyrique de « cette Université de France, si calomniée et si grande, » comme dit un moraliste contemporain à la fin d'une préface. A la vérité, tous ceux qui ont des certificats sur parchemin

---

1. Deux enseignements méritent d'être distingués entre tous les autres : celui de M. Claude Bernard, au collége de France et à la faculté des sciences, celui de M. Berthelot, à l'École supérieure de pharmacie. C'est un plaisir pour moi et un devoir de reconnaître le mérite rare et les services essentiels de ces deux vrais savants.

constatant leur savoir et leur capacité ont sucé le sein de cette bonne mère, *alma mater*, pour parler la vieille langue. Il est bon qu'ils s'en souviennent, sans oublier l'exemple de Voltaire, qui joua tant d'excellents tours à ses bons maîtres les jésuites.

Le grand logicien du siècle, le seul qui rappelle par son ironie la verve voltairienne, n'a fait qu'effleurer cette grave question de l'enseignement supérieur. Il est regrettable qu'il ne l'ait pas reprise depuis et traitée à fond ; outre la force et la compétence, il a pour lui ce qui manque aux plus forts, le dédain des honneurs, des distinctions et des colifichets qui tentent la cupidité, séduisent la vanité, tendent des piéges à la conscience, et font tant de dupes, d'hypocrites et de complices du mal. Chose inconcevable, en dépit de la fréquence des exemples. Les plus puissamment trempés se laissent prendre à ce leurre des âmes vulgaires. De là des faiblesses sans nombre et des chutes imprévues. La révolution de juillet ouvrit à Broussais l'Institut et l'école de médecine, et le grand homme endossa la toge rouge et l'habit vert, après quoi il alla frapper à l'Académie des sciences, qui le laissa dehors à son dam et à sa honte, Broussais étant de ceux qui donnent à un corps plus de lustre qu'ils n'en reçoivent.

Que penserait aujourd'hui l'illustre réformateur de cette école que son nom avait élevée si haut, et qui est retombée si bas, si bas qu'on ne peut prévoir le terme de sa décadence? Il penserait sans doute avec Astruc qu'il y a des gens qui occupent des places sans les remplir, et que ceux qui ont recueilli sa succession ne sont point ses héritiers légitimes. Les célébrités ne manquent point à l'école de Paris —l'esprit financier du temps a rendu la célébrité facile— mais jamais l'enseignement de cette école ne fut moins célèbre ni plus parfaitement insignifiant. Tout élément vital a disparu, et de la tradition glorieuse rien n'a survécu, pas une trace n'est restée. Ce n'est point le repos succédant à l'agitation, le calme après la tempête ; c'est la mer morte avec ses eaux dormantes et ses rives désolées. Celui qui a dit qu'en médecine « il n'est point nécessaire d'avoir un grand talent pour composer un ouvrage utile » (Bayle, *Traité de la phthisie pulmonaire*), était persuadé qu'un médecin accompli est celui qui amasse beaucoup d'observations, et comme il suffit pour cela d'avoir des yeux et de la patience, il a réduit l'art médical à une sorte de mécanisme. Cette théorie de la médiocrité a fait fortune, elle a fait école, et le résultat n'a que trop démontré combien la majorité y avait pris goût.

La génération médicale actuellement florissante a été nourrie de ces fortes maximes, et la génération qui la suit est soumise au même régime. Maîtres et disciples font route ensemble, et pour aller plus vite, ils ont laissé en chemin le bagage incommode des principes et des doctrines. Ils ont raison : pour exercer un métier, l'apprentissage et l'habitude suffisent, et les bons artisans font les bons apprentis. L'art a disparu avec les artistes, à tel point que la réaction aveugle qui s'est faite contre Broussais inspirerait à ce grand homme plus de dégoût que de colère.

Comme en toutes choses la considération du milieu est importante, il faut remarquer que notre temps est propice à cet abaissement, par suite des étroits rapports qui existent entre l'entendement et la morale; car si les fonctions supérieures sont en intime relation avec le tempérament, suivant la théorie de Galien, c'est-à-dire en conformité avec les organes, de même le caractère et l'intelligence sont en parfaite solidarité.

Ces réflexions, qu'il serait aisé d'étendre, nous ramèneraient au grand problème des rapports du physique et du moral, sujet fécond traité par Cabanis avec supériorité, repris par Broussais avec une originalité hardie, et abandonné maintenant aux sophistes et rhéteurs qui vivent de la métaphysique. Parmi les choses répréhensibles de la médecine contemporaine, il n'en est point, à mon sens, qui le soit davantage que cet abandon des questions les plus hautes dans la contemplation de la nature humaine. On reviendra tôt ou tard à l'étude abandonnée pour reprendre avec toutes les ressources naturelles et artificielles que nous tenons de l'expérience et du savoir ces questions suprêmes qu'on agite vainement en Sorbonne. Tout ce qui est de l'homme regarde le médecin; la physiologie humaine ne doit rien laisser en dehors. Sa déférence ne doit pas aller jusqu'à faire la part du psychologue, comme elle faisait autrefois celle du théologien.

Pour un homme sensé, est-il rien de plus puéril que ces divisions arbitraires de l'esprit et de la matière, du corps et de l'âme, de la physiologie et de la psychologie? Et n'est-il pas honteux de se tromper mutuellement par de ridicules concessions? C'est notre malheur d'accepter ces catégories impossibles qui nous viennent de la tradition, et d'obéir par routine à cette vieille idée de dualisme, si funeste par le mal qu'elle a fait, par le bien qu'elle a empêché, en barrant le chemin à la civilisation et à la science. Tout le monde voit cela, hormis les aveugles, et tout le monde se tient dans l'ornière. Matérialiste est un mot qui, à plusieurs, semble une injure, et bien des médecins le redoutent comme on redoutait dans le passé la qualification d'hérétique. Il en est même qui font de la médecine orthodoxe; les moins timides se proclament vitalistes, dernière concession à la censure spiritualiste. Cet esprit conciliateur, cette facilité aux transactions n'attestent, en somme, que l'incertitude, la faiblesse, l'absence des croyances : triste symptôme qui dévoile chez les médecins l'ignorance de bien des choses qui sont de leur compétence, qu'ils doivent connaître pour faire honneur à leur conscience et à leur profession, et qu'il serait temps d'introduire dans l'enseignement officiel, non-seulement parce qu'il est nécessaire pour que cet enseignement prospère qu'il soit satisfaisant et complet, mais encore parce que les esprits médiocres — la majorité — se contentent de ce qu'on leur enseigne; car ils sont infiniment rares ceux qui, en possession d'un diplôme, ont la force de recommencer leur éducation médicale, de la fortifier, d'en remplir les vides, d'en réparer les lacunes.

Ces lacunes sont nombreuses : j'en veux signaler une dans ce travail, et c'est à dessein que j'ai choisi l'étude de la folie, non pas tant pour en faire ressortir l'importance et la nécessité, que pour rechercher les causes qui ont mis obstacle aux progrès de cette étude, et qui l'ont exclue ou, pour dire mieux, tenue en dehors de l'enseignement. Une revue des travaux concernant la folie depuis soixante ans environ nous donnera le moyen d'apprécier les hommes qui ont cultivé cette branche féconde, suivant leurs mérites et leurs services, de signaler les conditions propices ou défavorables à sa culture, et de rendre raison des obstacles qui ont entravé le progrès. C'est l'histoire qui fournira des éléments et des preuves à la critique, celle-ci n'étant rien sans celle-là; les faits serviront d'arguments, et il suffira de les rapprocher, de les comparer entre eux, pour mettre en évidence une vérité trop méconnue, à savoir, que les principes seuls nourrissent les doctrines, et que les doctrines soutiennent, fortifient l'enseignement, et lui assurent la vitalité.

En un pareil sujet, les difficultés surgissent sans nombre, et je n'eusse point tenté de les vaincre, si je n'avais rencontré un guide sûr auquel la justice et la reconnaissance m'obligent de rendre hommage. M. le docteur Falret, médecin de la première section des aliénées de la Salpêtrière, a trouvé dans l'étude des maladies mentales la récompense des sacrifices que s'imposent ceux qui, dans le choix d'une carrière libérale, obéissent à une vocation véritable. Dans cette difficile spécialité de la folie, il s'est fait une place à part, grâce à des mérites divers : une sagacité rare, une connaissance profonde de la nature humaine, une expérience peu commune, une méthode sage, rationnelle, salutaire dans le traitement, un enseignement très-fécond, enfin des écrits solides, remarquables par la substance, non par le volume, par une raison saine et ferme, par des vues neuves et une vigueur de pensées qui attestent une forte originalité et une puissance non médiocre d'assimilation, par des critiques fines et sensées, par des tendances progressives, par un soin de la forme qu'on apprécie davantage quand on est familiarisé avec les gros et lourds ouvrages de nos médecins contemporains. Homme de transition (condition excellente pour l'objet que je poursuis), ce maître habile a rendu à la médecine mentale un service essentiel : en ajoutant ses observations personnelles aux acquisitions déjà faites, en reproduisant et résumant le passé avec le discernement qui juge et compare, il a donné des directions et des règles à ceux qui suivront la voie où il a marqué, et qui, grâce à lui, comprendront sans doute que tout n'est pas fait quand il reste encore tant à faire, et que les choses bien faites ne peuvent être recommencées sans dommage pour l'avancement des connaissances. Cette unique considération suffirait, à défaut de bien d'autres, à recommander un écrit de M. le docteur Falret sur l'enseignement clinique des maladies mentales, qu'il faut lire et relire parce qu'il est excellent, et pour se convaincre, par un nouvel exemple, que les réformes utiles sont lentes à venir, alors même que des esprits éminemment judicieux s'efforcent d'en démontrer l'urgence. La cause soutenue par M. le docteur Falret, avec un sens supérieur et une logique pressante, est de celles qui triomphent à coup sûr dès qu'elles sont connues du public. Mais comme ce n'est point du public que dépendent les améliorations et les réformes, il faut recommencer autrement le plaidoyer de M. Falret, ajouter quelques réflexions aux siennes, afin que le but poursuivi soit, s'il se peut, plus tôt et plus sûrement atteint.

« Sur les diverses perturbations de l'esprit, il est plus facile d'ergoter longuement que de raisonner ; vouloir en acquérir une conception solide, c'est tout simplement une vaine entreprise. » — Bien des médecins disent de même, sans se douter que la réflexion est de Stahl, le chef de l'animisme. Plus que nul autre il aurait dû, pour l'honneur de son système, approfondir l'étude de ces perturbations, dont les mystères effrayaient sa forte intelligence. Mais ses préoccupations de systématique le détournèrent précisément d'un sujet où son génie devait se complaire. L'âme était pour Stahl le principe et le régulateur de la vie ; maîtresse et directrice de l'organisme, elle souffre des désordres et des révoltes des organes, juste châtiment du péché originel ; elle est vaincue et humiliée dans la lutte qu'elle soutient incessamment pour maîtriser son esclave ; du corps viennent ses imperfections et ses souffrances. Ainsi pensait Stahl, et en conséquence il se préoccupait petitement des désordres qui troublent l'équilibre des fonctions mentales, tout en reconnaissant que les maladies qui affligent l'esprit peuvent dépendre uniquement de l'esprit et n'affecter que l'esprit (d'où sa division de délires en *idiopathiques* et *sympathiques*), mais ne s'arrêtant qu'à celles dont la cause réside dans les organes. Par excès de spiritualisme ou de religion, il passa à côté du problème ardu des maladies mentales, et s'attacha de préférence aux affections nerveuses, dont il cherchait l'explication et l'origine dans les désordres des viscères. Stahl a écrit des pages profondes, impérissables sur la mélancolie, l'hystérie, l'hypocondrie, sur les complications et la simultanéité de ces affections, sur les phénomènes complexes et bizarres qu'elles présentent, et il a rarement fait preuve dans l'analyse et l'appréciation des symptômes d'une sagacité plus pénétrante. Mais, tout en reconnaissant les vues neuves qu'il a émises et les services qu'il a rendus en ce genre, il faut dire qu'il a négligé le principal pour s'attacher minutieusement à l'accessoire. Ainsi, pour ne parler que de l'hystérie, sur laquelle il a dit des choses notables et profondément justes, il s'est tenu dans un petit coin de ce grand sujet, non-seulement pour avoir accordé une importance exagérée à sa théorie favorite des fluxions sanguines, qu'il a introduite un peu partout dans son système de médecine; mais surtout pour avoir trop docilement subi l'influence d'une conception platonicienne, ingénieusement développée dans l'antiquité par Arétée de Cappadoce, reprise chez les modernes par Van Helmont, avec une intempérance qui dépasse le paradoxe.

Ce n'est point dans les viscères qu'il faut aller chercher la cause et le siége de ces affections particulières qui se manifestent dans les phénomènes divers de l'hystérie, de l'hypocondrie, de la mélancolie, dénominations vicieuses, si on les prenait au pied de la lettre, dans la stricte rigueur du sens étymologique, mais qu'il ne convient pas néanmoins de changer, puisque ces mots représentent des états déterminés, constatés depuis bien longtemps, mal définis par suite des explications diverses qui ont été produites et successivement adoptées. Rien n'est plus malaisé ni moins sûr que la détermination exacte des causes, de la nature et du siége de ces maladies, que les modernes comprennent sous la rubrique d'affections nerveuses. Mais à la précision incertaine et prématurée des anciens médecins, qui donnaient un nom trop significatif à chaque état particulier de ce groupe pathologique, la dénomination générique des modernes est préférable, à cause même de sa généralité un peu vague, laquelle fixe l'attention sur un système de l'organisme, sans s'expliquer trop nettement, sans rien préjuger sur les causes et la nature des phénomènes.

Cette remarque semblera puérile à ceux qui n'ont pas médité sur l'évolution historique de l'art médical; et cependant toute question de nomenclature est grave dans un art aussi difficile, aussi complexe que la médecine, à cause dés variations inévitables qui l'ont agité avant que la philosophie médicale ait pu s'asseoir sur des bases solides, c'est-à-dire avant que la médecine ait pu se rattacher à une science née d'hier à peine, la biologie, science des corps organisés, de leurs actes et des lois suivant lesquelles ces actes s'accomplissent dans les organes et par les organes.

Si les principes scientifiques de l'art médical remontaient à plusieurs siècles, il est sans doute que le langage de la médecine serait plus parfait; mais comme la nomenclature — indispensable de tout temps — a précédé de bien loin l'apparition de ces principes, il en est résulté que la langue parlée par les médecins n'est point en conformité avec les progrès réels de l'art; si bien que les dénominations actuellement en vigueur représentent, pour ceux qui savent, les vicissitudes mêmes que l'art a subies dans le cours des siècles, à travers la tyrannie des systèmes et les prétentions de l'empirisme.

Ce contraste a frappé des médecins d'un vrai mérite qui, désireux de bien faire, ont tenté des réformes prématurées, pour avoir cru, à tort, qu'il en était de la médecine comme de la chimie. Celle-ci est née, pour ainsi dire, avec la parole, possédant dès sa naissance un vocabulaire parfait, tandis que la médecine, aussi vieille que la maladie, parle une langue étrange et bigarrée, parce que dans sa longue carrière elle a été soumise à des influences diverses. Cette langue s'épurera petit à petit; elle deviendra plus régulière et plus logique, à mesure que les faits observés et acquis seront coordonnés conformément aux règles d'une saine philosophie médicale. Longue sera l'élaboration, et le temps seul produira le résultat impatiemment désiré par des esprits inconsidérés et trop enclins à croire qu'ils transforment l'art, parce qu'ils prétendent en réformer la langue. Leurs efforts prouvent plus de zèle que de disccernement; car nonseulement ils s'exposent à faire outrage au sens commun et aux lois élémentaires de l'étymologie, mais ils risquent d'encourir le reproche que Galien adressait au médecin Archigène, auteur d'une réforme intempestive de la nomenclature médicale.

Je fais ces remarques, parce que dans l'étude de la folie beaucoup de confusion a été introduite par suite de l'abus des termes. Pour n'en citer qu'un exemple, le mot *monomanie*, inventé par Esquirol pour désigner un état particulier de folie partielle connu et bien constaté avant lui, ce mot a été vicieusement pris à la lettre, employé dans le sens strict de son étymologie, et des spécialistes très-recommandables ont soutenu depuis Esquirol, avec plus de bonne foi que de raison, l'existence d'un état imaginaire dont M. le docteur Falret a fortement nié l'existence dans un écrit spécial. Quoiqu'il ait cent fois raison, il n'en est pas moins vrai que dans cette question il représente une très-faible minorité; ce qui prouve que les hommes se divisent toujours en deux catégories : ceux qui pensent et ceux qui se payent de mots; réflexion applicable à la plupart des questions sur lesquelles on dispute et propre à nous expliquer l'interminable querelle entre réalistes et nominaux.

Il importe donc de s'entendre sur les termes qui ont cours, et on ne le peut, si l'on ne tombe préalablement d'accord sur les choses.

Quand Stahl proclamait vaines les tentatives que l'on pourrait faire en vue de concevoir nettement et d'expliquer d'une manière satisfaisante les troubles de l'entendement, il raisonnait juste, parce que de son temps ces tentatives eussent été prématurées. Ce qu'il a écrit lui-même à ce sujet le prouve avec évidence. Quoique son génie perçant ait entrevu nombre de vérités, dont la démonstration était réservée à l'avenir, il n'a été, pour ainsi dire, que le dernier représentant de l'ancienne médecine, j'entends celle qui aux traditions antiques avait mêlé bien des préjugés et des rêveries, où le moyen âge, la théologie et la métaphysique avaient eu une trop large part. Cependant, c'est de Stahl que procède Bordeu, admirateur des anciens et précurseur de l'école moderne. C'est aux travaux de ce novateur hardi que le système nerveux doit la prépondérance qu'il a définitivement acquise sur les viscères qui avaient successivement dominé jusque-là dans la conception générale de l'organisme. Le foie, le cœur, l'estomac, le diaphragme, le système circulatoire de la veine-porte avaient eu tour à tour leur règne, et l'on semblait avoir pris à la lettre la vieille théorie hippocratique suivant laquelle le cerveau n'était qu'une glande destinée à purger les humeurs. Bien que les anciens médecins de l'école alexandrine, commentés amplement par Galien, eussent fait de pénétrantes recherches sur les nerfs, et que des phénomènes importants eussent été analysés, expliqués et en partie compris, la vérité restait dans l'ombre. Le premier effort que je note dans l'histoire, en faveur des nerfs et de leur suprématie dans le système animal, vient d'une femme qui florissait en Espagne vers le milieu du seizième siècle. Par la hardiesse de ses aperçus, poussés jusqu'au paradoxe, doña Oliva Sabuco précéda de loin Willis, dont les recherches de fine anatomie ont tant contribué à la connaissance de la nature et des fonctions du système nerveux. Bordeu reconnut et proclama le rôle souverain de ce système supérieur dans le même temps précisément où la raison prenait le premier rang parmi les facultés humaines. Dans la grande encyclopédie du dix-huitième siècle, qu'on peut appeler la déclaration des droits et la révolution des philosophes,

Fouquet, disciple de Bordeu, inséra son fameux article de la sensibilité qui est un vrai manifeste. On pressent dès lors Bichat et Cabanis; Vicq-d'Azyr, mort en 1794, au milieu de sa carrière, laisse des travaux remarquables sur le cerveau et ses appendices, et voici tout à l'heure celui qui aura la gloire immortelle de parachever en quelque sorte l'anatomie des centres nerveux et de créer la physiologie cérébrale, entrevue et préparée par les recherches sincères du naturaliste Ch. Bonnet.

Tout médecin ayant le sens commun doit reconnaître les mérites éclatants et les services incomparables de Gall, homme supérieur et de forte initiative, intrépide logicien, admirable surtout par la ferme constance. Il soutint jusqu'à la fin et contre le grand nombre une doctrine singulièrement hardie, féconde en résultats qui amèneront sans doute dans l'avenir une réforme, une rénovation complète des conceptions générales touchant les fonctions supérieures de l'homme. Quoique Gall soit de ceux qui vont à la postérité sans recommandation, il peut être utile de rendre hommage à sa mémoire et de payer un juste tribut à ses immortels travaux.

De même que la connaissance du système nerveux, l'étude de la folie est toute moderne; l'une devait suivre l'autre, chose évidente pour quiconque est persuadé que tout ce que nous savons aujourd'hui des maladies mentales nous vient uniquement de la médecine, non des théologiens ni des métaphysiciens. Les premiers, quand ils étaient les maîtres, brûlaient dévotement les fous, sous le nom de possédés ou sorciers; les seconds n'ont jamais eu sur les aberrations des facultés supérieures des idées plus saines qu'ils n'en possèdent sur ces mêmes facultés à l'état normal. Bien des observations avaient été recueillies dès les anciens temps de la médecine; mais elles restaient en quelque sorte à l'état de matériaux, vicieusement coordonnées et interprétées, parce qu'il n'est pas moins difficile de bien raisonner sur des observations de cette nature sans la connaissance parfaite de l'anatomie et de la physiologie du système nerveux, qu'il ne l'était jadis de raisonner juste sur l'inflammation avant la découverte et la démonstration de la circulation du sang.

Tant que la pathologie mentale n'a pas eu de base solide, elle a subi, comme il était naturel, l'influence souveraine des théories médicales, des idées religieuses et des doctrines métaphysiques. On peut s'en convaincre en lisant le consciencieux travail du professeur J.-B. Friedreich, qui a écrit, à la façon des Allemands, l'histoire des maladies de l'esprit jusqu'au dix-neuvième siècle. On y voit combien d'efforts ont été tentés depuis l'antiquité pour arriver à l'intelligence et au traitement de ces maladies; et l'on remarque avec étonnement que

ces efforts furent à peu près illusoires et sans résultats satisfaisants
jusqu'à l'époque où fut acquise la connaissance plus intime des organes et des phénomènes du système nerveux. Par une coïncidence
singulière et non fortuite, le triomphe de la raison concorda avec
cette connaissance plus parfaite des organes qui président aux fonctions supérieures. J'insiste là-dessus pour réagir à mon tour contre
des influences réactionnaires qui ont détourné la majorité de nos
contemporains de la vraie tradition scientifique, celle du dix-huitième
siècle. Si nos savants savaient autre chose que des faits, s'ils possé-
daient des principes solides et une bonne philosophie, ils résisteraient
au courant, et en eux se continueraient ces hommes forts qui ont vu
clair dans l'avenir, qui l'ont préparé autant qu'il leur a été donné, et
qui nous ont ouvert le bon chemin. Le sens commun et la mémoire
devraient préserver les habiles de ces écarts, dont la responsabilité
retombe sur leurs contemporains.

Les médecins, entre tous, méritent particulièrement ces reproches,
pour avoir oublié une chose aussi simple qu'importante, c'est que la
gloire de leur art n'eût pas souffert de déchet ni subi cette éclipse qui
dure depuis tant d'années, s'ils avaient suivi la route tracée, l'impulsion transmise par leurs devanciers. Une réaction misérable contre
des esprits et des principes supérieurs, née de la faiblesse, non de
l'indépendance, les a précipités dans cet abîme de médiocrité où ils
semblent se complaire, à tel point que la plupart d'entre eux ressemblent dans l'ordre intellectuel aux gens qui, dans l'ordre moral, n'ont point de conscience. Ils souffrent, en punition de cette
erreur de jugement, qui est en fait une injustice, d'un mal dont on
ne guérit point, c'est l'indifférence scientifique, voisine de l'impuis-
sance.

C'est le devoir de la critique de redire et de proclamer hautement,
de dénoncer au public l'état précaire et la décadence sans nom de la
médecine contemporaine. Elle est si bas en tout, qu'on ne peut la
contempler sans dégoût; et c'est justement parce qu'elle n'offre à
l'examen que des choses répréhensibles, qu'on est obligé de faire un
retour vers le passé. Ce retour est d'ailleurs indispensable en un pareil
sujet; car il n'est pas possible de traiter de l'étude de la folie de manière à instruire et à intéresser le lecteur, sans rappeler ce qui a été
fait dès le début par les hommes dont les travaux ont renouvelé cette
étude. Ce début, je l'ai dit, ne remonte pas au delà de soixante ans,
intervalle qui nous sépare du siècle passé et pendant lequel la connaissance des maladies mentales a été conduite au point où nous la
voyons aujourd'hui.

La revue rétrospective que je poursuis m'est rendue facile par les souvenirs encore récents des médecins qui se sont distingués dans l'étude de l'aliénation mentale. Ces souvenirs revivent dans les écrits de M. le docteur Falret. Il représente avec honneur la tradition d'un passé glorieux, tradition regrettable et qu'il n'est point donné à un seul homme de perpétuer; et c'est à cause de ce caractère qui le distingue que je l'ai pris pour guide dans cet essai, où son expérience m'a rendu praticables les plus dangereux passages. M. le docteur Falret a suivi l'enseignement particulier de Pinel et d'Esquirol, et il s'est assimilé de leurs leçons ce qui convenait à sa nature, c'est-à-dire ce que son discernement et ses observations personnelles lui permettaient d'admettre; faisant en disciple éclairé des réserves dont les vrais maîtres ne se plaignent point, car ils savent très-bien que tout enseignement qui se perfectionne et s'améliore se perpétue après eux, et qu'il ne saurait durer longuement sans ces conditions de progrès.

C'est de quoi ne semblent pas se douter ces esprits étroits et timides qui ont amoindri, sous le prétexte de le mieux conserver, l'héritage transmis par Pinel et Esquirol. Peu d'innovations ont été introduites depuis, et l'on s'en étonnerait à coup sûr si le caractère et les tendances de cette école n'expliquaient suffisamment la lenteur des progrès et la médiocrité des résultats. C'est ici qu'il convient de reprendre, pour ne la plus interrompre, la revue rétrospective qui doit servir à expliquer le présent par le passé.

Pinel, qui a eu la gloire de porter le premier dans l'étude et le traitement des maladies mentales des vues supérieures et des sentiments d'humanité, Pinel appartenait à la génération du dix-huitième siècle; mais c'était un homme indécis, timoré et sujet à subir trop docilement des influences scolastiques. Pour rendre en deux mots ma pensée, Pinel était à la fois un homme de progrès et de routine : esprit novateur, original, mais ombrageux et timide, il donna le signal avant Bichat, puis recula, revint à la voie battue, retomba dans l'ornière et se fit le chef d'une école rétrograde. Doué excellemment, né pour rendre service à l'art médical, il s'est illustré par de bons ouvrages, mais le rôle qu'il accepta n'était point dans sa nature. Dépourvu de l'ardeur martiale de la lutte, de l'initiative indispensable au polémiste, Pinel, entraîné comme malgré lui dans la mêlée, opposa une résistance passive, et toute son activité se tourna en réaction. Cette conduite influa malheureusement sur toute sa carrière scientifique, et elle ne nuisit pas petitement à la direction qu'il suivit dans ses travaux sur l'aliénation mentale. Ces travaux, qui sont son meilleur titre de gloire, seraient sans doute plus considérables, s'il n'eût été prématurément détourné d'une voie qui était longue à parcourir, et qu'il se contenta en quelque sorte de montrer à ceux qui, avant l'heure, recueillirent sa succession.

Esquirol y entra le premier et la suivit autrement que celui qui l'y avait introduit. Observateur, au sens le plus strict du mot, il possédait toutes ces qualités de second ordre qui font le praticien. Sa sagacité n'allait pas au delà du fait : il voyait, notait et décrivait fidèlement les phénomènes, sans saisir les rapports qui leur donnent une signification, ne comprenant peut-être pas la nécessité de faire ce travail de synthèse ; car il avait la manie des esprits non pas étendus, mais pratiques, naturellement enclins à penser que la généralisation est peu compatible avec l'application. Ses écrits en sont un témoignage. Les deux volumes qu'il a laissés sur les maladies mentales ne sont point un livre, mais une simple collection de mémoires, précieux à cause de l'abondance et de la variété des faits. Bien des ouvrages ont pris origine dans ce grand répertoire où sont enfouies confusément tant de richesses, mais où un esprit doué de quelque force n'ira jamais chercher un modèle. Esquirol était de ceux qui préparent des matériaux, non de ceux qui construisent ; il suivit sans dévier le petit sentier qui sépare l'expérience de l'empirisme, esprit rangé plutôt que méthodique, plus fin que pénétrant, il abonde en observations, en petites réflexions, mais il est pauvre de vues et l'horizon qu'il embrasse est borné. Quoiqu'il ait touché à la plupart des sujets de sa compétence, il n'a jamais senti la nécessité de les unir par un lien commun. De là son goût pour les études fragmentaires et les monographies, qui ne peuvent satisfaire en définitive que les amateurs de détails. Il ne faut ni trop louer, ni trop envier les monographes ; il suffit de les remercier de travailler suivant leurs aptitudes en faveur de ceux qui en ont de différentes. Ainsi a travaillé Esquirol, et sur son modèle se sont formés la plupart des médecins qui ont, après lui, écrit sur l'aliénation mentale.

Ce n'est point par antipathie pour les faiseurs de monographies que je fais cette remarque : encore une fois, les monographes sont des ouvriers laborieux et méritants ; mais ils ressemblent à tous ceux qui s'occupent exclusivement d'un sujet spécial avec cette attention fixe et minutieuse qui ne souffre point de distraction et les empêche de voir ce qui s'agite autour du point observé. Ils exagèrent en général, ne savent point se restreindre en minuties, se font illusion sur l'importance de leurs écrits, qu'ils estiment volontiers d'après leur volume. Il est bon d'observer à ce sujet que la manie de composer des livres très-gros et très-lourds, commune à la plupart de nos auteurs de médecine, s'est emparée depuis quelque temps des spécialistes qui travaillent sur les maladies mentales. Un auteur en vaut-il davan-

tage, parce que son ouvrage a des proportions énormes? Et le premier
soin de celui qui écrit ne doit-il pas être de se rendre accessible au
lecteur? Quand on a le désir d'être bref, non-seulement on se rend
accessible, mais intéressant, parce que, pour satisfaire ce désir, il
faut faire des efforts et des sacrifices, être clair et précis et épargner à
ceux qui lisent les choses inutiles les redites, les réflexions vulgaires,
les lieux communs, et surtout l'ennui qui naît de la longueur et des
défaillances de la composition. Un livre excellent est celui qui paraît
court.

Pinel plaît dans ses écrits non-seulement par l'instruction solide,
mais encore par cette force secrète née de la méditation et qui soutient l'intérêt, malgré la monotonie de son style correct et traînant.
C'est qu'il mettait sa conscience à bien faire, et c'est à cause de sa
probité scientifique, si rare en tout temps, qu'on regrette qu'il n'ait
pas produit tout ce qu'on pouvait attendre de son talent, d'autant plus
que son successeur immédiat était un modèle qui offre trop de tenta-
tions et de facilités aux imitateurs vulgaires

Les qualités qui distinguaient le maître manquaient absolument au
disciple, et l'exemple de ce dernier ne contribua que trop efficace-
ment par son influence à donner de plus en plus à l'étude des maladies mentales le caractère d'une spécialité étroite, caractère qui s'est
plus nettement dessiné depuis, si bien que l'objet le plus complexe
qui puisse s'offrir aux investigations du médecin philosophe est
échu, sauf un très-petit nombre d'exceptions, à des spécialistes vulgaires qui n'ont ni l'intelligence de cet objet, ni conscience de leur
rôle. C'est, qu'on le sache, parce que la médiocrité s'est rendue
maîtresse d'une étude difficile entre toutes, que la pathologie mentale a reçu de si chétifs accroissements. Mais ce n'est point aux
incapacités qu'il faut reprocher cet état déplorable de la médecine
mentale. C'est aux maîtres qu'il faut renvoyer la responsabilité de ce
résultat, aux maîtres dont l'impulsion vicieuse a préparé ce que nous
voyons maintenant.

J'ai insinué que Pinel, faute de cette énergie de résolution qui
vient de la fermeté des principes, se tint, avec plus de timidité que de
prudence, entre la réaction et le progrès ; il fit, par faiblesse, trop de
concessions au passé. Esquirol fit pis encore. Absolu et exclusif,
comme la plupart des observateurs pratiques, il s'enferma dans sa
spécialité, ne suivant personne, pas même son maître, étranger au
mouvement du dehors, aux innovations et aux tentatives qui se faisaient autour de lui. Voilà, je crois, la faute capitale de ces deux
maîtres. Peu sympathiques, hostiles même à Gall et à Broussais, leurs
contemporains, ils ne se mêlèrent que pour réagir à la révolution

opérée en médecine par ces deux grands réformateurs. Pinel, esprit net plutôt que positif, resta dans le scepticisme philosophique des littérateurs du dix-huitième siècle ; sa philosophie se réduisait à la théorie condillacienne de la sensation, tempérée par une dose légère de spiritualisme. Quant à Esquirol, il tenait la philosophie chose peu nécessaire ; il s'en passa, et son exemple n'a point été perdu pour ses successeurs. Les professeurs de logique et de psychologie qu'ils appellent dans leurs sociétés ne sauraient suppléer à ce manque de connaissances indispensables.

Depuis les travaux de Bichat, il est démontré que la pathologie n'est point en dehors de la physiologie, la maladie étant, non pas, comme on l'avait cru, une essence, une entité, une abstraction, mais tout simplement une manifestation anormale, ayant sa cause et son siége dans les éléments organiques, sans lesquels il n'y a point de propriétés vitales. Or, les diverses manifestations qui constituent les phénomènes et les états pathologiques ne sont que des symptômes de ces propriétés modifiées. La médecine est donc véritablement physiologique, et ces deux mots réunis représentent, non pas la devise d'une école, d'une secte médicale, mais une vérité, une doctrine qui, de Bichat à Broussais, a fait son chemin, et qui reste debout en dépit des colères déclamatoires d'une réaction insensée.

Il importe de rappeler cette vérité, parce qu'elle est le fondement de l'édifice, et parce que les indifférents et les sceptiques ignorent généralement le symbole de la foi qu'ils dédaignent. Aux têtes étroites et vides qui se payent de mots, aux déclamateurs qui pérorent ridiculement sur la philosophie médicale, il convient de répéter le principe essentiel de cette philosophie, la formule qui résume en substance toute la médecine, l'axiome sur lequel repose toute la certitude de l'art. L'oubli de cette vérité nous a menés où nous en sommes, à l'empirisme, qui signifie proprement routine et médiocrité.

La médecine mentale n'échappe point au reproche. Son obstination l'a égarée dans une voie sans issue ; docile à l'impulsion transmise par deux esprits de valeur inégale, mais semblables par leurs tendances rétrogrades, elle s'est engagée de plus en plus dans l'impasse, et vainement elle se heurte contre l'obstacle. Pour croître et prospérer, elle n'avait qu'à suivre une direction autre que celle qui lui a été donnée dès le début, et qu'elle a jusqu'ici suivie docilement. Gall et Broussais lui avaient ouvert et aplani le chemin ; mais les deux géants allaient vite, et les petits ne suivent guère ceux qui marchent à grands pas. Comme tous les précurseurs, qui s'impatientent des retards, ils ont pris les devants et vécu par anticipation dans l'avenir, qui les jugera mieux que nous. Ces deux novateurs vont de pair, et ils se rapprochent par les tendances, non moins que par la ténacité, la suite et la constance des efforts.

Plus hardis que Bichat et Cabanis, plus clairvoyants surtout, ils ont deviné, entrevu, compris l'importance de la physiologie cérébrale pour l'intelligence des fonctions supérieures. De la vieille théorie des tempéraments et des humeurs, sur laquelle reposait depuis quinze siècles la doctrine des rapports du physique et du moral, fondée par Galien, commentée avec une originalité puissante par le médecin espagnol Huarte, épuisée en quelque sorte par Cabanis, de cette théorie vieillie ils dégagèrent, non sans effort, l'élément vital, et la physiologie rentra en possession d'un domaine qu'avait usurpé la métaphysique, et la science de l'homme ne fut plus mutilée. Les phénomènes cérébraux, c'est-à-dire les manifestations des propriétés de la masse encéphalique, cessèrent de passer pour des abstractions, et la conception de la pensée ne fut point différente de celle de la vie. Ni l'une ni l'autre ne peuvent se concevoir comme entités adventices, quoi qu'en disent vitalistes et spiritualistes, et ceux qui, suivant un chemin intermédiaire, vont se perdre dans l'abîme de la vie et de l'âme universelles.

Les deux hommes dont je parle n'entendaient point ces choses profondes et creuses ; mais ils s'exprimaient franchement, comme les forts, et leurs plus ardents adversaires ne leur reprocheront jamais d'avoir eu de ces défaillances inconnues au vrai courage et à la ferme conscience. Ils ne firent point de concessions, comme Bichat; ils ne faiblirent point, comme Cabanis, qui ne put supporter les angoisses de la dernière heure. Travailleurs consciencieux, ils donnèrent toute leur substance, et poursuivirent leur œuvre sans relâche, sans peur, sans hésitation. Ils proclamèrent cette vérité si méconnue, qu'il n'y a point de fonctions sans organismes, et ils cherchèrent à déterminer les organes des fonctions supérieures. Avec des lumières nouvelles, et dans des conditions incomparablement plus propices, ils reprirent l'essai tenté péniblement par l'ancienne physiologie, laquelle assignait aux facultés supérieures, comprises sous la triple division de mémoire, imagination, intelligence, des places dans le cerveau, logeant chacune de ces facultés dans les ventricules qui sont au centre de cet organe; physiologie plus avancée, malgré l'erreur dans la division et dans le siége, que Descartes et les siens qui admirent l'âme et la logèrent bien à l'étroit dans une glande petite comme un grain de blé.

La vieille théorie galénique a servi d'acheminement à une théorie plus nette, précise, démontrable, qui distingue les fonctions supérieures, analyse les facultés, les subdivise suivant leurs manifestations diverses ou variables, discerne les aptitudes, et cherche la corrélation qui existe entre les organes cérébraux et ces phénomènes multiples. Un seul homme, depuis Galien, avait deviné, prévu et théoriquement démontré tout cela dès le milieu du seizième siècle, je veux dire Huarte, esprit profondément original et sagace, tant vanté et si justement par Bordeu. Les connaissances anatomiques, encore faibles de son temps, empêchèrent le médecin espagnol de donner une base solide à sa profonde conception; mais deux siècles et plus amenèrent tant de découvertes dans cette masse pulpeuse sur laquelle se moule le crâne, que la conception anticipée reçut un commencement de démonstration; la physiologie cérébrale, fondée par les travaux de Gall, restitua aux médecins l'étude des fonctions supérieures. Les esprits élevés à l'école de Condillac, plus prédisposés par leur éducation philosophique à la considération des phénomènes sensibles, comprirent sans effort que de la connaissance des organes cérébraux et de leurs fonctions devaient émaner des notions inappréciables sur l'entendement humain.

Ce rappel de la métaphysique à la considération du substratum réel, de l'organisme, de l'animalité, était une déclaration formidable, une menace, disons le mot, une révolution qui renversait tout un monde fantasmagorique d'illusions et de chimères. Broussais avait un mot pour cet ensemble de rêveries; il appelait *ontologie* cet essaim d'abstractions creuses qui faisaient le vide dans l'entendement des philosophes. Son traité *de l'Irritation et de la Folie* était un manifeste conforme exactement à la doctrine physiologique. Gall se continuait en Broussais.

Ce n'est point dans cette étude qu'il convient d'apprécier la portée de ce manifeste et la valeur de la doctrine à laquelle il servait de complément. Ce qu'il importe de noter ici, c'est que le traité *de l'Irritation et de la Folie* parut dix ans environ avant le *Cours de phrénologie*, entrepris par Broussais à la veille de sa mort, alors que l'âge et la maladie minaient les forces de ce vaillant athlète.

Je note ce dernier fait, moins à cause de l'exemple d'un homme si considérable, d'un chef d'école qui se fait disciple à soixante ans passés, pour ajouter une force de plus à son enseignement, que pour aller au-devant des objections spécieuses que la chronologie pourrait fournir à ceux qui seraient tentés de contester la déduction logique des idées émises ci-dessus.

Avant de faire le pas décisif, avant de tenter une synthèse des facultés et des maladies mentales, Broussais avait eu son influence sur l'étude de ce groupe pathologique. Son traité des *Phlegmasies chroniques* — le plus bel ouvrage médical de notre siècle — sans parler des aperçus hardis semés dans toutes les pages de son *Examen*, avait donné une direction et inspiré le goût de certaines investigations à des esprits non vulgaires. Dès 1820, F. Lallemand — nom célèbre dans la chirurgie — publiait les premiers résultats de ses recherches d'anatomie pathologique sur l'encéphale et ses dépendances, et il prenait pour modèle et pour guide Broussais. Ce dernier avait plus spécialement étudié les altérations de la cavité inférieure, celles du système digestif, et cette étude avait ruiné la théorie des maladies essentielles, dont Pinel prit la défense. Laënnec vint ensuite, qui s'appliqua à la recherche des altérations de la cavité moyenne, c'est-à-dire des organes qui sont contenus dans la poitrine, et il fit des merveilles dans cette étude, grâce à l'application d'un ingénieux procédé, entrevu par Hippocrate, qui secouait les malades pour entendre le bruit des liquides épanchés, préparé par Avenbrugger, qui frappait la poitrine pour en tirer des sons indicateurs ; procédé qui fut parfait quand l'oreille, munie ou non d'un instrument acoustique, arriva sans coups ni secousses à percevoir les bruits divers que les organes de la respiration et ceux de la circulation rendent, suivant les altérations qu'ils éprouvent. Ainsi se trouvait confirmée pour la plus grande utilité de l'art et la facilité de son exercice l'idée de Morgagni, prédécesseur de Bichat, qui avait saisi et signalé des rapports intimes entre la cause, la nature et le siége du mal.

Lallemand remplit son rôle d'investigateur, sinon avec toute la conscience désirable, du moins d'après ces indications et ces exemples. En suivant la direction donnée par Broussais aux recherches de cette nature, il contribua pour sa part à l'accroissement d'une étude qui eût été féconde, si ceux qui vinrent à la suite n'avaient cru que le scalpel et le microscope dispensent ceux qui s'en servent de faire usage de l'induction. Mais les disciples de l'école anatomique, ceux qui s'inclinèrent devant la médecine exacte et l'infaillibilité de la statistique, dédaignèrent ce précieux instrument des belles découvertes et du progrès. Contents de voir et de compter, ils ne surent ni analyser ni généraliser, et ils prouvèrent par leur obstination à poursuivre des recherches stériles qu'il ne suffit point en médecine de connaître le siége du mal. Cependant leurs travaux ne furent point sans utilité pour la pathologie mentale. Grâce à eux, un fléau terrible qui frappe au cerveau tant de victimes, la paralysie générale, fixa l'attention des spécialistes, et une fois constaté, ce nouvel état se présente à l'observation, comme la fièvre typhoïde, qui n'était pas non plus une maladie nouvelle, mais qui, de même que la paralysie générale, resta longuement inaperçue ou méconnue. Une chose certaine, c'est que ce double résultat, définitivement acquis à l'art médical, fut le fruit des recherches anatomiques entreprises en contradiction ou en confirmation de la doctrine physiologique, et c'est la raison qui me fait insister sur ce point, parce qu'on voit par là combien fut efficace l'influence, féconde l'impulsion de Broussais.

Autre était la voie de Pinel, qui ne soupçonna même pas l'existence de la paralysie générale, si fréquente dans toutes les réunions d'aliénés; Esquirol n'eut guère plus de prévoyance. L'un et l'autre avaient une médiocre confiance dans les explorations anatomiques, en matière d'aliénation mentale; leurs réflexions à ce sujet sont désespérantes. Ce scepticisme les mit en retard. Pinel croyait encore, avec la plupart des anciens, que le siége de l'hypocondrie était dans les viscères de la cavité inférieure. Ce fut un de ses élèves, M. le docteur Falret lui-même, qui osa protester contre le préjugé du maître, dans sa dissertation-inaugurale, et plus tard dans un ouvrage magistral sur l'hypocondrie et le suicide.

Ce fait, choisi entre autres, est précieux en ce qu'il atteste la vérité de l'assertion émise plus haut, à savoir, que la médecine mentale subit réellement l'influence d'un double courant de réaction et de progrès.

Le courant de réaction prévalut, grâce à la timidité et à la médiocrité des hommes qui vinrent après Broussais : les uns restèrent attachés à l'ancienne école et n'avancèrent point; les autres s'éprirent d'un fol enthousiasme pour l'école anatomique, et n'avancèrent pas davantage. Les uns et les autres retombèrent dans l'empirisme, dans la routine, faute d'avoir suivi Gall et Broussais [1].

De fait, les spécialistes qui vivent de la folie ne semblent pas même se douter que les facultés sont multiples et que le cerveau en est l'instrument. Quelques-uns ont pensé que la psychologie pourrait leur venir en aide, et ils l'ont invoquée. Mais qu'est-ce que la psychologie, et que sait-elle des fonctions cérébrales? La théorie psychologique la moins imparfaite, celle qui proclame que tout n'est que représentation intérieure dans les opérations intellectuelles, la philosophie sensualiste, qui n'a pas été sans influence sur Pinel, par Condillac et Cabanis, sur Esquirol, par Laromiguière, cette théorie n'a produit en somme

---

1. Entre ces deux noms, il nous convient de citer celui de Georget, enlevé jeune à la médecine. Ses travaux resteront et le recommanderont dans l'avenir à tous ceux qui honorent la probité scientifique, la franchise et l'indépendance dans la recherche de la vérité. Georget marque, dans l'histoire de la pathologie mentale la transition de Gall à Broussais. Ses deux œuvres capitales (*De la Folie,* Paris, 1820, in-8°. — *De la Physiologie du système nerveux,* Paris, 1821, 2 vol. in-8°) révèlent un esprit original et un ferme caractère. Georget n'était point éclectique dans un temps où l'éclectisme commençait à être à la mode. Il avait la vertu des hommes forts et convaincus, la sincérité.

que ce résultat très-contestable et très-petit, savoir, que l'aliénation est une lésion de l'attention. Bâtir sur ce fondement, c'est élever un château de cartes. Dans la plupart des cas de folie, non-seulement d'autres facultés sont en jeu et souffrent des modifications complexes, mais le plus souvent l'altération ou la lésion atteint les instincts, les sentiments, respectant, en quelque sorte, les facultés supérieures, non sans les exagérer bien souvent. En dehors des facultés intellectuelles proprement dites, la psychologie se préoccupe fort peu de tout le reste, et c'est le moment de rappeler que dans la physiologie cérébrale, fondée sur des recherches concrètes et des faits d'expérience, une classification a été obtenue, qui distingue et détermine le siége qu'occupent les instincts, les sentiments et les facultés les plus élevées, en allant de la base du cerveau à la région moyenne, et en avançant jusqu'aux organes antérieurs; mouvement de progression ascendante que l'on peut suivre de l'œil et de la main, en les promenant de la nuque ou sommet de la tête, pour arriver jusqu'à la région frontale. Sans être phrénologue, on peut admettre ce résultat, et si on l'admet, on ne sera pas longtemps à s'apercevoir que les prétentions d'un système quelconque de psychologie à expliquer les fonctions supérieures sont tout simplement illusoires. D'ailleurs, une simple réflexion dispense de demander des arguments à la raison et à l'expérience. En quoi les psychologues ont-ils aidé à la connaissance des maladies mentales? Ont-ils avancé, ont-ils entravé cette étude? Qu'ils répondent et qu'ils nous montrent un seul résultat utile dû à eux ou à leur influence [1].

Quand Leuret entreprit de mettre en honneur ce qu'il appelait le traitement moral de la folie, il obéit, lui aussi qui faisait la leçon à tous, à la vieille théorie du dualisme, et il préconisa « contre les désordres physiques des remèdes physiques, et contre les désordres moraux des remèdes moraux [2]. » Il a fait un volume pour louer sa méthode, et j'avoue que peu de livres m'ont impatienté autant que cet exposé pédantesque d'un homme de mérite qui ne s'est jamais trompé. Les succès qu'il vante et dont il se vante me tiennent en défiance, car si Leuret n'épargnait point les longs sermons à ses malades, il ne leur ménageait pas non plus la douche, complément efficace de sa prédication. La douche est un terrible remède, que je n'hésite

---

1. Voy. *Kant's Anthropologie in Pragmatischer Hinsicht*, Kœnigsberg, 1798, p. 140, et l'analyse et extraits qu'en donne J.-B. Friedreich, *Versuch einer Literærgeschichte der Pathologie und Therapie der psychischen Kranckeiten*, Würtzbourg, in-8°, 1830, § cxlvii, p. 612-625.

2. *Du traitement moral de la folie.* Paris, 1840, in-8°.

point à considérer comme un reste déplorable et un mauvais souvenir du traitement barbare qu'on infligeait jadis aux aliénés. C'est un affreux supplice que cette colonne d'eau glacée qui tombe d'aplomb sur la tête d'un homme forcément immobile dans une baignoire. Je vois encore les contorsions, j'entends les cris suppliants et lamentables des pauvres malades condamnés à ce tourment, dans un hospice du Midi, dont le médecin avait, comme Leuret, suivi les leçons d'Esquirol. L'occasion se présentera de faire l'exposition et la critique des diverses méthodes de traitement de la folie.

L'exemple que j'ai produit ne doit servir qu'à montrer, en faveur de ma thèse, que la direction suivie par les médecins d'aliénés, conforme le plus souvent à une impulsion transmise, n'a pas été sans influence sur la méthode thérapeutique. Cette influence, qu'on ne saurait contester, paraît encore plus visiblement dans la méthode d'observation, dans la connaissance et la classification des maladies mentales.

M. le docteur Falret, disciple de Pinel et d'Esquirol et qui s'est tenu lui aussi à distance de Gall et de Broussais — chose regrettable — M. le docteur Falret vient encore à mon aide en ce point. Dans ses leçons cliniques sur la médecine mentale — livre excellent, et que je louerais sans réserve, si la partie publiée ne me faisait désirer celle qui doit suivre — dans ses leçons de la Salpêtrière, le docteur Falret a inséré un discours d'ouverture, une introduction, qui, au point de vue médical, philosophique et littéraire, est un morceau de critique tout à fait remarquable ; c'est une revue de ce qui avant lui a été fait, un programme de ce qui reste à faire. M. le docteur Falret a regardé en arrière et autour de lui, sans rien oublier d'important, et le résultat de son enquête, dans le passé et le présent, n'est pas de nature à contredire ce que j'ai avancé dans cette étude. Il n'a pu, avec toute sa bonne volonté, trouver un principe, signaler une méthode, emprunter aux spécialistes une règle passable, une direction précise, raisonnable, scientifique. Entre tous, morts et vivants, ils n'ont fourni que quatre procédés, que M. Falret résume et juge brièvement en ces termes :

« On n'a signalé, dit-il, dans le délire, que les phénomènes les plus saillants, ceux qui frappent d'abord l'observateur ; on a créé d'une manière artificielle des types et des genres basés sur des caractères extérieurs ; ou bien négligeant l'observation directe du délire lui-même, on a cherché à soumettre son étude aux lois qui régissent la pathologie ordinaire ou la pathologie normale. » (*Leçons cliniques*, p. 14.)

Cette analyse substantielle, exacte, est un tableau fidèle. Voilà où nous en sommes présentement ; la médecine mentale est enfoncée dans l'empirisme, faute de principes et de règles générales, dont je me suis efforcé de démontrer la nécessité, tout en donnant des raisons qui pussent en expliquer l'absence. Cet état se prolongera-t-il? On le croirait volontiers, à voir ce qui se passe, si cette critique, pleine d'un sens profond, de la part d'un homme de la profession, n'était elle-même un symptôme avant-coureur, un prodrome, comme disent les médecins, d'une transformation, d'une reprise de mouvement. Mais pour que l'évolution suspendue continue de s'accomplir, il faut renoncer à la routine, aux procédés purement empiriques.

« Les types aujourd'hui admis chez les aliénés, » dit encore M. le docteur Falret, « ne sont, en général, basés que sur les caractères superficiels qui pourraient manquer, la maladie restant la même, ou qui peuvent exister dans deux formes de maladies opposées. Si l'on continuait à observer dans cette direction, on ne pourrait jamais arriver à la connaissance de la vérité, puisqu'on laisserait dans l'ombre ce qui est important, et on mettrait en relief ce qui est accessoire. Cette voie, ouverte jusqu'ici à l'observation, a donc produit tout ce qu'elle pouvait produire, c'est-à-dire des types provisoires tout à fait artificiels, qui ne peuvent servir qu'en attendant la découverte d'autres types vraiment naturels. » (*Leçons cliniques*, p. 18.)

Un grand sens est renfermé en ces quelques lignes; de ce jugement si bref et si juste bien des conséquences découlent qu'il conviendra de déduire avec quelque développement quand le moment sera venu d'indiquer les principes dogmatiques qui doivent être le fondement de l'enseignement des maladies mentales. On verra alors qu'une analyse vicieuse des symptômes a produit une connaissance imparfaite et une classification défectueuse de ces maladies, et que dans ces conditions provisoires le diagnostic ne laisse pas moins à désirer que le traitement. La plupart des spécialistes ressemblent au commun des médecins, ils croupissent dans l'ornière de l'empirisme, faute d'un symbole scientifique. Il en faut un à l'art médical, qui ne peut vivre ni prospérer autrement. Mon dessein a été de montrer dans cet essai que l'élément de vie a été méconnu, et qu'il importe de remonter à la source d'où émanent les principes de la vraie doctrine des aliénations mentales, j'entends la physiologie cérébrale.—Stahl, plongé dans son spiritualisme mystique, n'entendait rien, lui-même l'avoue, aux troubles de l'esprit, parce que la préoccupation où il était touchant cette âme préposée par lui à tous les actes de l'organisme l'avait détourné de l'étude même de ces organes dont la considération, très-secondaire à son avis, a depuis paru oiseuse aux vitalistes, qui ont accommodé à leur taille les doctrines abstraites de Stahl. Ce grand esprit était enclin, comme la plupart des Germains, aux conceptions creuses,

et son goût de la spéculation et des subtilités n'était point contre-ba-
lancé par l'habitude des recherches positives. Aussi déclarait-il illu-
soire la conception scientifique des faits qui s'écartent tant soit peu de
l'ordre normal, et qui sont dans une catégorie un peu plus élevée que
ceux dont le médecin fait son étude ordinaire. Il est précis là-dessus,
et il cite comme exemple à l'appui de sa désespérante maxime ces
perturbations mentales dont la théorie lui semblait tout simplement
impossible : « Quanto longius a corporali habitu atque usu res rece-
dunt, eo inanior certe de illis est omnis speculatio et impeditior con-
ceptus. Luculentum ejus rei testimonium offerunt nobis variæ *pertur-
bationes mentis*, de quibus prolixe argutari quidem datur, argumentari
autem, et conceptum solidum formare irritus simpliciter est cona-
tus [1]. » — Elle l'était en effet alors, faute d'un principe qui permît de
coordonner tous les faits de la médecine. Mais quand la médecine
trouva dans la physiologie, fondée elle-même sur la science de l'orga-
nisation, une base inébranlable, on prétendit avec raison, en produi-
sant des faits soumis à l'analyse, puis à la synthèse, que rien n'étant
séparable dans l'organisme, la physiologie ne pouvait laisser en dehors
les fonctions supérieures, ni la médecine les dérangements de ces
fonctions, c'est-à-dire les altérations des propriétés organiques inhérentes au cerveau et à ses dépendances, altérations qui donnent lieu
aux troubles divers de l'intelligence, celle-ci étant considérée, non
pas comme une entité absolue, indépendante, abstraite, mais comme
un ensemble de manifestations actuelles et virtuelles des propriétés
inhérentes aux organes multiples de la masse cérébrale.

Celle-ci, contenue dans la cavité supérieure, est en correspondance
par ses ramifications avec toutes les régions du système, de telle sorte
qu'il y a réciprocité d'action entre le cerveau et tous les organes :
membres et viscères reçoivent et transmettent une influence, les uns
par les nerfs qui sortent de la base du crâne et de la moelle, les autres
par les ganglions qui courent sans interruption le long des vertèbres,
dans l'intérieur des cavités, distribuant en chemin des branches à tous
les organes internes. Ainsi s'établissent les communications, les sym-
pathies, les actions réflexes, car les deux systèmes de nerfs partent
d'une masse commune, et restent unis dans leur trajet parallèle : le
premier va de la tête aux extrémités et préside à la vie animale;
l'autre va de la tête au bassin et préside à la vie organique [2]. L'union de

---

1. *Theor. med. vera*, Pathol. special. sect. II, membr. vii. *De deliriis*, t. III,
p. 382 de l'édit. de Choulant, Leipzig, 1833.

2. La distinction établie par Bichat entre les deux vies, organique et animale, quoique fort ingénieuse, me semble purement scolastique. Bichat réa-

ces deux systèmes doit aider, à mesure qu'elle sera mieux connue dans ses effets, à la compréhension des phénomènes nerveux en général et des fonctions les plus élevées : instincts, sentiments, facultés supérieures, tout en dépend. A vrai dire, on ne conçoit pas en fait qu'on puisse séparer les maladies mentales des affections nerveuses. Tant qu'on ne ramènera point la doctrine des maladies mentales à la physiologie du système nerveux, rien ne sera fondé ; il faut donc remonter à la source et puiser dans la physiologie cérébrale les notions indispensables, si l'on veut que la lumière éclate et dissipe les ténèbres profondes qui enveloppent la pathologie mentale.

« Peu d'objets en médecine sont aussi féconds que la manie en points de contact nombreux, en rapprochements nécessaires entre cette science, la philosophie morale et l'histoire de l'entendement humain. Il y en a bien moins encore sur lesquels il y ait autant de préjugés à rectifier et d'erreurs à détruire [1]. » A cette réflexion de Pinel j'ajoute que l'étude sérieuse de la médecine mentale servirait elle-même à détruire bon nombre d'erreurs et de préjugés, à modifier heureusement quantité de conceptions vicieuses qui nous viennent de notre éducation préliminaire. Le seul mot d'*aliénation* ne comporte pas aussi généralement qu'on le croit le sens qu'il reçoit d'ordinaire, et c'est pourquoi je lui préfère le terme plus générique de folie : la raison est absente dans la démence ; elle ne l'est pas absolument dans les autres maladies de la tête, où elle gouverne plus ou moins sans être détrônée. Dans le cerveau, organe multiple dont les propriétés se manifestent par tant de phénomènes complexes, les fonctions ne s'accomplissent point comme l'imaginent les métaphysiciens, surtout alors qu'elles sortent de leur état normal. Les facultés de l'entendement n'éprouvent guère de lésion sans que les instincts et les sentiments soient lésés. Bien plus, la lésion presque constante de l'élément affectif, dans la folie, atteste l'étroite solidarité qui enchaîne en quelque sorte les unes aux autres les facultés supérieures de tout ordre. Il ne faut donc accepter qu'avec restriction la définition qui fait de l'homme un animal raisonnable ; le crâne humain renferme bien des instru-

gissait contre les divisions artificielles des physiologistes ses prédécesseurs, et sa réaction a été salutaire, en ramenant la clarté et la simplicité dans l'étude de la physiologie ; mais les vues physiologiques de Bichat reposaient sur une conception erronée de l'anatomie du grand sympathique, dont on connaît beaucoup mieux anjourd'hui les origines et les fonctions.

1. *Traité médico-philosophique sur l'aliénation mentale*, 2ᵉ édit., 1809, in-8°. ntroduction, p. 23-24.

ments en un petit espace; de là des actes multiples et des combinaisons infinies. Un aliéné, à quelque degré qu'il soit descendu, reste toujours un homme; mais c'est dans l'état de folie qu'il convient d'étudier les rapports intimes qui rattachent l'humanité à l'animalité. Cette étude est excellente pour ramener au vrai les métaphysiciens, qui, à l'exemple de Descartes, excluent les animaux de cette science sublime dont l'homme est uniquement l'objet et le sujet, et ces naturalistes qui prétendent démontrer qu'aux trois règnes de la nature (minéral, végétal, animal) il est urgent d'en ajouter un quatrième, le règne humain. Des deux côtés la prétention est singulière; quand on l'a dégagée, pour les philosophes, des subtilités et du jargon scolastique qui cachent l'ignorance absolue des objets et des phénomènes; pour les naturalistes, de l'appareil scientifique et de certaines influences, il ne reste de part et d'autre rien qui vaille une réfutation. Vouloir se placer en dehors de l'animalité est une entreprise aussi vaine que vouloir vivre en dehors de ce monde où les animaux vivent comme nous, avec nous, soumis comme nous à des conditions et à des lois qu'il ne nous est point donné de décliner.

On a fait un livre de la folie des animaux, preuve péremptoire que cette affection morbide n'est point un privilége de notre espèce. Ce qui a été fait en anatomie, tenté en physiologie, il faut le tenter et le faire en pathologie; au point de vue statique et dynamique, dans l'état normal et anormal, il convient de comparer sans cesse l'homme et les animaux; la médecine et la vétérinaire ne sauraient trop se rapprocher en vue de fortifier de plus en plus cette étude comparative. Broussais l'introduisit hardiment dans son cours de phrénologie, qui avait pour objet la considération des facultés supérieures. Je rappelle ce précédent parce que la médecine a dévié en s'écartant de la route tracée par ce grand maître, qui avait touché à toutes les hautes questions et marqué partout l'empreinte de sa forte initiative. C'est à dessein que, dans ce travail, j'ai souvent répété son nom et celui de Gall, afin de montrer que l'étude de la folie doit être conduite suivant la direction indiquée par ces deux novateurs. J'ai essayé de montrer quels doivent être les principes, quelles les tendances, et comment la médecine trouve en elle-même les ressources nécessaires pour conduire l'étude des maladies mentales vers un bon résultat. Cela suffira, je l'espère, pour convaincre les gens raisonnables que la spécialité si vaste de la folie mérite de prendre rang dans l'enseignement officiel, non-seulement parce que la folie est un mal endémique dans le monde civilisé — considération capitale — mais encore parce que l'enseignement médical, qui est tombé au dernier degré d'infériorité, pourrait se relever par une étude qui ramène naturellement ceux qui s'y livrent aux questions les plus ardues de la nature humaine.

Aujourd'hui l'enseignement des maladies mentales se réduit à un petit nombre de leçons qu'un médecin très-zélé de la Salpêtrière, M. le docteur Baillarger, fait annuellement à quelques curieux, dans l'espace d'un trismestre, une fois par semaine. Mais le véritable enseignement clinique n'existe point, c'est-à-dire le seul qui soit rationnel et profitable. De cette lacune proviennent bien des inconvénients.

Le commun des médecins n'entend rien absolument à une classe de maladies très-considérable. Des spécialistes seulement font profession de les traiter, et ils sont obligés de s'instruire comme ils peuvent, la Faculté ne leur offrant pas l'enseignement qu'ils recherchent, tout en délivrant des diplômes qui confèrent, non pas le savoir, mais le droit d'aborder toutes sortes de maladies. La Faculté devrait comprendre que son devoir et son intérêt l'obligent à donner un tel enseignement. Elle a des professeurs qui enseignent dans les hôpitaux; pourquoi n'aurait-elle pas un professeur de pathologie mentale chargé d'un enseignement clinique dans un service d'aliénés? Une Faculté de médecine doit enseigner aux étudiants tout ce qu'un médecin est tenu de savoir s'il veut exercer sa profession avec conscience et science. Il semble, en vérité, que l'enseignement officiel de la médecine ait résolu de périr de mort volontaire ; il reste obstinément immobile, il n'accepte point de modifications, il n'admet ni améliorations, ni réformes; il persiste dans son insuffisance à proportion des exigences de l'art, lesquelles se multiplient à mesure qu'avance la civilisation. Le personnel de la Faculté ne représente point, il s'en faut de beaucoup, les diverses sections médicales de l'Académie de médecine. Il en résulte que les étudiants s'éloignent de plus en plus de la Faculté; ils vont chercher ailleurs un complément d'instruction. Si ce système de réaction se prolonge, l'enseignement libre tuera l'enseignement officiel, et il faudra fermer les Facultés. Déjà un professeur agrégé de l'école de Paris, M. le docteur Marcé, a ouvert en dehors de l'école un cours sur les maladies mentales. C'est un commencement de protestation qu'il faut encourager, un bon signe qui mérite d'être noté, une heureuse initiative.

M. Falret a fait un petit livre pour démontrer la nécessité de l'enseignement clinique de la folie, et il a réfuté avec une grande force de logique les raisons alléguées contre cet enseignement, car les meilleures propositions trouvent des contradicteurs. Il peut être inutile de répéter autrement ce qu'il a dit avec sens et autorité dans cet écrit, fait pour ceux qui aiment la lumière. J'en conseillerais volontiers la lecture aux gens de la Faculté, dans leur intérêt propre et non dans celui de l'auteur : il est désintéressé dans la question; à son âge on a plus d'expérience que d'ambition, et c'est en homme d'expérience que M. le docteur Falret s'est adressé au public, en vue d'être utile à l'art et à l'humanité.

M. le docteur Falret a fait valoir des arguments qui doivent convaincre les médecins. Pour moi, qui n'écris point pour les médecins seulement, j'ai dû m'efforcer de montrer que l'étude de la folie est telle par son importance et sa portée, que tous les esprits sensés ne peuvent méconnaître la nécessité d'introduire cette étude dans l'enseignement de la médecine. A côté de la question scientifique, il y a une question de bienfaisance. Le nombre des fous n'est pas petit, et la folie, au milieu de notre civilisation florissante, frappe indistinctement ses victimes; or l'art doit se réformer et s'améliorer en vue de l'humanité, à laquelle la médecine, se perfectionnant tous les jours davantage, doit devenir de plus en plus secourable.

P.-S. Après avoir exposé sincèrement mon opinion sur un sujet que je livre aux méditations du lecteur, c'est un devoir pour moi de signaler à sa curiosité un volume qui vient de paraître sous ce titre : *De la Raison, du Génie et de la Folie.* C'est le dernier-né de la nombreuse famille de M. P. Flourens, un livre de médiocre étendue, fait pour les lecteurs qui veulent s'instruire à peu de frais. Beaucoup d'espace serait nécessaire pour dire ma pensée sur l'ouvrage et sur l'auteur. Pour le moment, je me plais à reconnaître qu'il faut être singulièrement doué pour composer un volume dont la conclusion est telle : « J'ai voulu, dans ce résumé des principales études sur la folie, présenter à mon lecteur une grande vérité : la folie peut être prévenue par l'attention, par la réflexion. » La conclusion est comme tout le reste [1].

1. M. Flourens a fait son dernier volume contre le docteur Moreau (de Tours), qui vient de prendre en main la marotte de M. Lélut. Les médecins des fous ont parfois des manies, comme leurs clients.

Paris, Imprimerie de P.-A. BOURDIER et Cie, rue Mazarine, 30.